BEI GRIN MACHT SICH IHR WISSEN BEZAHLT

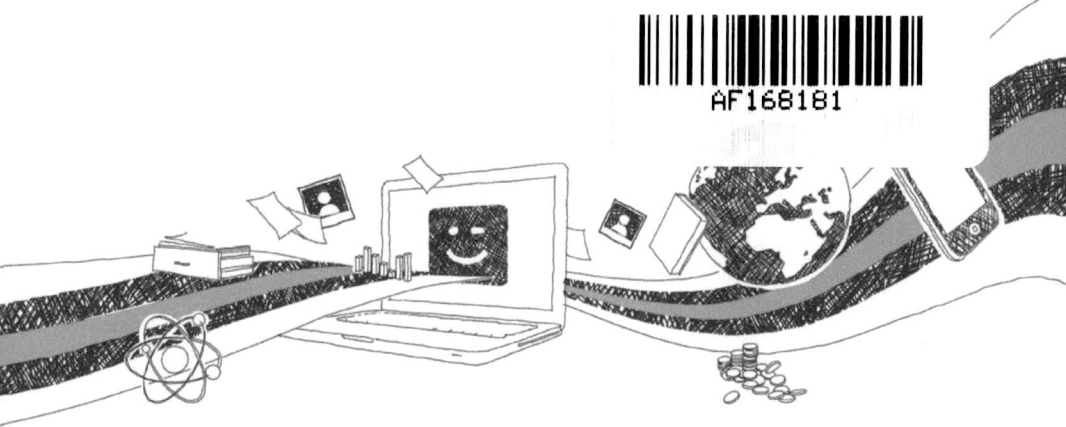

- Wir veröffentlichen Ihre Hausarbeit,
  Bachelor- und Masterarbeit

- Ihr eigenes eBook und Buch -
  weltweit in allen wichtigen Shops

- Verdienen Sie an jedem Verkauf

Jetzt bei www.GRIN.com hochladen und kostenlos publizieren

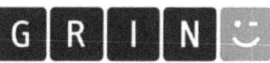

Bibliografische Information der Deutschen Nationalbibliothek:

Die Deutsche Bibliothek verzeichnet diese Publikation in der Deutschen National-
bibliografie; detaillierte bibliografische Daten sind im Internet über http://dnb.d-
nb.de/ abrufbar.

Impressum:

Copyright © 2020 GRIN Verlag
Druck und Bindung: Books on Demand GmbH, Norderstedt Germany
ISBN: 9783346191311

Dieses Buch bei GRIN:

https://www.grin.com/document/520005

Salomé Laranjeira Soares

Menschen mit Demenz in der Späten Phase. Begleitung von Ehefrauen von Menschen mit Demenz

GRIN Verlag

GRIN - Your knowledge has value

Der GRIN Verlag publiziert seit 1998 wissenschaftliche Arbeiten von Studenten, Hochschullehrern und anderen Akademikern als eBook und gedrucktes Buch. Die Verlagswebsite www.grin.com ist die ideale Plattform zur Veröffentlichung von Hausarbeiten, Abschlussarbeiten, wissenschaftlichen Aufsätzen, Dissertationen und Fachbüchern.

Besuchen Sie uns im Internet:

http://www.grin.com/

http://www.facebook.com/grincom

http://www.twitter.com/grin_com

Diakonische Fort- und Weiterbildungsakademie

Hausarbeit im Rahmen der Weiterbildung zur staatlich anerkannten Fachpflegekraft
in der gerontopsychiatrischen Pflege

Menschen mit Demenz in der Späten Phase

Mit dem Schwerpunkt:

„Begleitung von Ehefrauen von Menschen mit Demenz
in der späten Phase in der stationären Einrichtung

Salomé Laranjeira e Soares

05.01.2020

Inhalt

Einleitung

Die vorliegende Arbeit entstand im Rahmen meiner berufsbegleitenden Weiterbildung zur gerontopsychiatrischen Pflegefachkraft. Hiermit werde ich mich mit dem Thema „Menschen mit Demenz in der Späten Phase" mit dem Schwerpunkt „Begleitung von Ehefrauen von Menschen mit Demenz in der späten Phase in der stationären Einrichtung" beschäftigen. Nach meiner Erfahrung ist die Institutionalisierung von Partnern oft eine Folge der Diagnose von Demenz und in den meisten Fällen, die ich erlebt habe, werden Männer institutionalisiert.

Die Art und Weise, wie ich zu diesem Thema kam, war nicht linear und es lag hauptsächlich an der Tatsache, dass, nach meiner Erfahrung, oft werden Ehefrauen von Männern mit Demenz, in der stationären Pflege, missverstanden und für ihre „unnötigen Sorgen" und häufige Besuche beurteilt.

Für mich ist die Ehe viel mehr als der Aufstieg zum Altar und die Verheißung der ewigen Liebe. Sie ist der Beginn eines gemeinsamen Projekts zum Aufbau des Glücks. Es ist die Vereinigung zweier unvollkommener Menschen, die es ablehnen, sich gegenseitig aufzugeben. Deshalb frage ich mich häufig: Wie wäre es, wenn bei meinem Mann, Demenz diagnostiziert würde? Ich bewundere die Stärke der Ehefrauen und beneide sie um ihr Lächeln; denn, obwohl die Diagnose einer Demenz, widmen sie sich weiterhin ihrer Zeit, um ihre Liebe für der Ehemann zu zeigen. Ich vermute jedoch, dass die Zukunft der Ehe, in Frage gestellt wird, und sicherlich trotzen nicht alle Ehen dieser Krise.

Für die vorliegende Arbeit fand ich es notwendig, zwei Ehefrauen von Menschen mit Demenz in der späten Phase, mein Thema vorzustellen:
Ehefrau 1: Häufigkeit der Besuche: jeder zweite Tag. Angespannte Beziehung mit Pflegekräften aufgrund ihrer zahlreichen Anforderungen sowie Ablehnung von Ratschlägen von Pflegefachkräfte in Bezug auf das Wohlergehen ihres Mannes. Sie zeigt Verständnis und Kenntnisse über den Demenz Verlauf. Ehemann in der späten Phase der Alzheimer-Krankheit: Sprachgestört, Bewegungsgestört, leidet unter Inkontinenz;
Ehefrau 2 – Häufigkeit der Besuche: tägliche. Gutes Verhältnis zu den Fachkräften; hilft bei der Gesundheitsversorgung ihres Mannes und zeigt Größe Verständnis für die Arbeit den Pflegekräften. Vorweist keine Kenntnisse über den Demenz Verlauf. Ehemann in der späten Phase der nicht näher bezeichnet Demenz; aktueller Zustand: Bettlägeriger; Sprach- und schluckgestört; leidet unter Inkontinenz und an Muskelverspannung.
Beide Frauen berichteten, dass das Leben mit einem Mann mit Demenz in der späten Phase, eine große Herausforderung ist: für sich selbst, aber auch für ihren Ehemann. Um diese Herausforderung aus der Perspektive der Ehefrau zu erkennen, und dadurch sie besser in

meine tägliche Arbeit begleiten zu können, habe ich mich entschlossen, die vorliegende Arbeit weiterzuentwickeln. Ich erhoffe mir, durch die Beschäftigung mit diesem Thema, die Anstrengungen und Belastungen, mit denen diese Frauen nach der Institutionalisierung ihres Lebenspartners konfrontiert sind, zu verstehen; und somit Hilfestellungen und Möglichkeiten zu finden, die zu einer besseren Beziehung zwischen sie und Pflegekräften beitragen: was ich für eine bessere Lebensqualität des Bewohners mit Demenz für unwiderlegbar halte.

Im ersten Kapitel werde ich mich mit der späten Phase der Demenz und im Kapitel 2 mit ihrem Einfluss auf das Gedächtnis beschäftigen. Kapitel 3 befasst die Veränderung der Ehe aus der Sicht der Ehefrau eines Menschen mit Demenz in der säten Phase: vornehmlich nach der Institutionalisierung. Im Kapitel 4 werde ich mögliche Maßnahmen zur Begleitung von Ehefrauen in der stationären Einrichtung durchleuchten: insbesondere ihre Bedeutung für die Planung der Tagesstruktur ihres Manns, sowie die Vertiefung des SMEI-Konzepts.

1. Spätes Stadium Demenz

Demenz[1] (lat. Dementia, von de mente = ohne Geist, von Sinnen) ist keine Krankheit, sondern eine Vielzahl von Symptomen („Syndrom"), die mit Gedanken-, Gedächtnis- und Kommunikationsstörungen einhergehen, die die Fähigkeit einer Person beeinträchtigen, alltägliche Aktivitäten auszuführen.[2] Bei Demenz kommt es zu Veränderungen im Gehirn, die in unterschiedenen Bereichen des Gehirns auftreten können; und betrifft deswegen Menschen, je nach betroffenem Bereich, unterschiedlich.[3] Die Veränderungen im Gehirn hängen von der Demenzformen ab. Die häufigste Demenzformen sind: Demenz bei Alzheimer Krankheit[4], Vaskuläre Demenz[5], Lewy-Body-Demenz[6] und nicht näher bezeichnete Demenz[7].

Die Schweregrad einer Demenz erfolgt in drei Phasen: Frühe Phase, Mittlere Phase und Späte Phase. Der Krankheitsverlauf ist individuell und jede Phase kann viele Monate,

---

[1] Demenz (F00-F03) „ist ein Syndrom als Folge einer meist chronischen oder fortschreitenden Krankheit des Gehirns mit Störung vieler höherer kortikaler Funktionen, einschließlich Gedächtnis, Denken, Orientierung, Auffassung, Rechnen, Lernfähigkeit, Sprache und Urteilsvermögen. Das Bewusstsein ist nicht getrübt. Die kognitiven Beeinträchtigungen werden gewöhnlich von Veränderungen der emotionalen Kontrolle, des Sozialverhaltens oder der Motivation begleitet, gelegentlich treten diese auch eher auf." Quelle: https://www.icd-code.de/icd/code/F00-F09.html
[2] https://ptmedbook.com/estagios-da-demencia-como-a-doenca-muda-com-o-tempo/
[3] https://demenz.behandeln.de/demenz-ursachen.html
[4] ICD-10-Code-GM F00.-* – „Die Alzheimer-Krankheit ist eine primär degenerative zerebrale Krankheit mit unbekannter Ätiologie und charakteristischen neuropathologischen und neurochemischen Merkmalen. Sie beginnt meist schleichend und entwickelt sich langsam, aber stetig über einen Zeitraum von mehreren Jahren." Quelle: https://www.icd-code.de/icd/code/F00.-*.html
[5] ICD-10-Code-GM F01.- – „Die vaskuläre Demenz ist das Ergebnis einer Infarzierung des Gehirns als Folge einer vaskulären Krankheit, einschließlich der zerebrovaskulären Hypertonie. Die Infarkte sind meist klein, kumulieren aber in ihrer Wirkung. Der Beginn liegt gewöhnlich im späteren Lebensalter." Quelle: https://www.icd-code.de/icd/code/F01.-.html
[6] ICD-10-Code-GM F02.-* – „Formen der Demenz, bei denen eine andere Ursache als die Alzheimer-Krankheit oder eine zerebrovaskuläre Krankheit vorliegt oder vermutet wird. Sie kann in jedem Lebensalter auftreten, selten jedoch im höheren Alter." Quelle: https://www.icd-code.de/icd/code/F02.-*.html
[7] ICD-10-Code-GM F03 – nicht näher spezifizierten Gründe, bzw. Erkrankung. Quelle: https://www.icd-code.de/icd/code/F03.html

manchmal Jahre dauern; bis der Betroffene stirb[8]. Relevant für die vorliegende Arbeit ist die späte Phase einer Demenz.

Die späte Phase ist durch einen Kontrollverlust gekennzeichnet: tiefe Gedächtnisdefizite (u.a. Unfähigkeit die eigene Familie zu erkennen), Verlust verbaler und oft psychomotorischer Fähigkeiten (wie z.B. Gehen) und Unfähigkeit alltägliche Aktivitäten auszuführen. Die Hauptsymptomen, die die charakterisieren, sind: starken Stimmungsschwankungen, Sprachstörungen[9], Inkontinenz[10], Muskelverspannungen[11], Bettlägerigkeit. Vertraute Personen, bzw. die Ehefrau, werden, in dieser Phase, häufig nicht mehr erkannt[12] und Demenzerkrankter Menschen benötigen eine 24 Stunden Betreuung (Schiefer, 2017). Die Dauer diese Phase ist nicht kalkulierbar, da die Todesursache schwer vorhersehbar ist. Man kann nicht an einer Demenz sterben, aber in der späten Phase ist die Lebenserwartung oft verkürzt: Menschen sind anfälliger für Infektionskrankheiten. Die Lungenentzündung ist die häufigste Ursache, „(...), weil sich Menschen mit fortgeschrittener Demenz häufig verschlucken".[13]

2. Das Gedächtnis

„Unter dem Gedächtnis verstehen wir für gewöhnlich unsere Fähigkeit, uns an bestimmte Erlebnisse in der Vergangenheit zu erinnern, sie also in der Vorstellung wieder zu vergegenwärtigen, oder uns Daten und Kenntnisse zu merken und sie wiederabzurufen" (Fuchs, 2009: 46). In der späten Phase der Demenz hat das Gehirn die Fähigkeit verloren, neue Informationen zu speichern, sowie gespeicherte Informationen wiederabzurufen zu können. Dieser Vorgang wird als Gedächtnisstörung, bzw. Gedächtnisminderung, bezeichnet.

Zum Beispiel, eines der ersten Symptome der Demenz bei Alzheimer-Krankheit ist der Verlust biografischer Erinnerungen: die Vergesslichkeit der Ehepartnerin, des Zusammenlebens, der eigenen Familie. Diese Art von Erinnerungen wird als „explizite Erinnerung" bezeichnet (Fuchs, 2018: 52). "On the other hand, there are many things that we do without thinking, things for which our memory provides routines: tying a shoe lace, cycling, recognising objects, finding a light switch in the dark. (...) So not only do we have memories, we are memory, without ever realising it."[14] Thomas Fuchs (2018: 52) nennt dies das Leibgedächtnis

---

[8] https://demenz.behandeln.de/demenz-verlauf.html
[9] „Die Beeinträchtigungen im Vermögen, durch korrekte artikulierte Lautverbindungen mit der Umwelt in Verbindung zu treten, werden seit Kußmauls Definition getrennt in Aphasien und dysarthrische Sprachstörungen. Bei den ersteren gilt eine Störung der Diktion, bei den letzteren eine solche der Artikulation als Voraussetzung" (Appelt, 1926: 532).
[10] Unvermögen Harn oder Stuhl zu halten (Bannert & Felchner, 2018)
[11] Auftretende funktionelle Beschwerden der Muskulatur. Quelle: https://flexikon.doccheck.com/de/Muskelverspannung
[12] https://ptmedbook.com/estagios-da-demencia-como-a-doenca-muda-com-o-tempo/
[13] http://www.klinikum.uni-muenchen.de/Klinik-und-Poliklinik-fuer-Palliativmedizin/download/de/aktuelles/Fortgeschrittene-Demenz-und-Lebensende.pdf
[14] http://www.traumacenter.org/products/pdf_files/memory_SMART_Warner.pdf

(„Körpergedächtnis"): es betrachtet alle sensorischen, motorischen und emotionalen Erfahrungen. Dies erklärt, warum, obwohl explizite Erinnerungen („Knowing that": *Wie* heißt die Ehefrau? *Wer* ist sie? *Was* macht sie beruflich? *Wo* haben sie sich kennengelernt? *Woher* kennen sie sich?) vergessen wurden; impliziten Erinnerungen[15] („Knowing how") ist noch lange, im Verlauf der Demenz, erhalten: diese Art der Erinnerung ist nicht bewusst, der ist ein unbewusstes Erinnerungsgedächtnis (Fuchs, 2009).

2.1 Das Leibgedächtnis

"In my thinking Leibgedächtnis – subjective body memory, is a concept that includes all kinds of significant experiences that you have made while interacting with the world and others that have influenced how you experience a present situation and how you deal with it. It will shape how you behave in that situation without having an explicit memory of what it reminds you of or how you learned what you are doing now" (Fuchs et al., 2016: 9). In dem Buch „Das Kind in mir muss Heimat finden: Der Schlüssel zur Lösung (fast) aller Probleme", die Autorin Stefanie Stahl (2015) beschreibt wie seit der frühesten Kindheit die Unterschiede Erfahrungen und Gewohnheiten die Persönlichkeitsentwicklung beeinflussen können. Diese Erfahrungen und Gewohnheiten werden im Gedächtnis des Herzens gespeichert. Persönlichkeitsmerkmale, Umgang mit unterschiedlichen Situationen sowie Reaktionen sind das Ergebnis des lebenslangen Lernens: ein Spiegel der vom Herzen empfundenen Erinnerungen.

Wenn wir versuchen, uns an Momente in unserem Leben vor einigen Jahren zu erinnern, die Momente, an die wir uns am leichtesten erinnern können, sind die mit starken Emotionen zusammenhängen: erste Liebesenttäuschung, der Abschlusstag, der Hochzeitstag. "Only cameras save beautiful moments for all time. Feelings, however, fade away. But not in the case of traumatic experiences (...)"[16]. Die sind Gefühle, Erinnerungen, die das Herz für die Ewigkeit geprägt hat: wie Fußabdrücke in feuchtem Zement.

Das Leibgedächtnis ist „(...) ein Gedächtnis, das noch bis in späteste Stadien der Erkrankung erhalten bleibt, und in dem sich die Lebensgeschichte eines Patienten manifestiert" (Fuchs, 2018: 49). Es ist daher in der späten Phase der Demenz von äußerster Wichtigkeit, da " (...) das Leibgedächtnis kann Brücken zum Gedächtnis des Denkens bauen. Dies umso leichter, je mehr das Herz berührt wird" (Luitgard, 2005: 18). Durch die Anregung des Leibgedächtnisses, konnte somit auf das Gedächtnis des Denkens zugegriffen werden. In meiner Meinung nach, wenn die Pflegekräften, in der Stationäre Einrichtungen, Informationen

---

[15] Implizites Gedächtnis ist eine Art Gedächtnis, bei der frühere Erfahrungen bei der Ausführung einer Aufgabe helfen, ohne dass die Existenz dieser Erfahrungen bewusst wahrgenommen wird. (Schacter, 1987).
[16] http://www.traumacenter.org/products/pdf_files/memory_SMART_Warner.pdf

über die Biografie (u.a. negative und positive Erfahrungen, Routinen, bemerkenswerte Erinnerungen) des Bewohners verfügen, können den besser betreuen. Für die Biographiearbeit besitzen, die Ehefrauen, eine zentrale Rolle: sie können eine Vielzahl von biographischen Informationen liefern, die dem Pflegekräften helfen können auf das Leibgedächtnis zuzugreifen: u.a. vertraute Umgebungen, Stimmen, Melodien, Gerüche mit ihren Konnotationen und Atmosphären. "Wird das Herz berührt, kann die Erinnerung über das zu Herzen Gedächtnis hinaus reichen und es werden Schritt für Schritt andere Regionen des Erinnerns aktiviert" (Luitgard, 2005: 18).

„Das Leibgedächtnis ist der eigentliche Träger unserer Lebensgeschichte, unserer persönlichen Identität. Es enthält (…) Erinnerungs- und Sinneinschlüsse, die uns mit unserer biographischen Vergangenheit auf intensive Weise verbinden und die zugleich Quellpunkte neuer Entwicklungen und Impulse bilden können" (Fuchs, 2009: 52). So wird das Schaffen einer Geborgenheit und Sicherheit Umgebung vermittelt: bestimmte Sinnesreize können Atmosphären, Gefühle und Fähigkeiten wecken, die mit vergangenen Lebensabschnitten verknüpft sind, selbst wenn die Erinnerungen daran schon verblasst ist (Fuchs, 2018: 56). Die Biographiearbeit ermöglicht es, meiner Meinung nach, die Pflegekräfte, die Dynamik der Paarbeziehung und die Auswirkung von Demenz in der Ehe besser zu kennen und zu verstehen.

3. Veränderungen der Ehebeziehung

Demenz ist eine verheerende, degenerative Störung des Gehirns, die das Leben der Betroffenen und ihrer Angehörigen völlig verändert: Demenz führ zur einer entsprechende Beziehungsveränderung. „Die Auswirkungen der Demenz auf die Ehelassen sich analytisch gliedern in Veränderungen der Beziehung in ihrer Qualität als Ehebeziehung einerseits und in die allmähliche Verwandlung der Ehebeziehung in eine Pflegebeziehung andererseits" (Luitgard, 2005: 123-124).

Luitgard (2005: 18) erläutert einer Studie von Chesla und Kollegen (1994), die die Reaktion der gesunden Familienangehörigen untersuchte: ich kam zu dem Schluss, dass eine gesunde Beziehung aufrechtzuerhalten und fortzusetzen möglich ist. Die Anpassung an diese neue Lebensphase hängt daher vom Verständnis der Beziehungsentwicklung im Verlauf der Demenz, und der Fähigkeit zum Umgang mit Grenzmehrdeutigkeiten ab.

„Im Falle der Krankheit eines Gatten stehe die Ehe wieder auf dem Prüfstand: zusammenbleiben, sich trennen? Die Überlegung, einen dementen Gatten zu verlassen, sei dabei keineswegs akademisch: Der Gesunde habe den Eindruck, der Kranke habe ihn bereits verlassen" (Luitgard, 2005: 82). Beide Ehefrauen meiner Praxis haben sich entschlossen, die

Ehegelübde zu respektieren und in dieser neuen Phase der Beziehung präsent zu bleiben. Laut beide Frauen meine Praxis spürten sie, sobald sie von der Diagnose erfuhren, einen Wirbel von Emotionen: Angst, Verwirrtheit, Frustrierung, Verpflichtung. Die Ehefrau 2 sagte, es sei wahrscheinlich das erste Mal, dass sie Angst habe, alt zu werden. Ich glaube, dass einige Ehen dieser Diagnose nicht widerstehen, zum Beispiel im Falle einer schlechten Beziehung, da „Für die Situation des gesunden Partners kann der allmähliche Verlust des Ehegatten eine Bedrohung des eigenen Selbst bedeuten, wobei die Schwere dieser Bedrohung einerseits von der psychischen Stabilität des gesunden Partners und andererseits von der Qualität der Ehebeziehung vor dem Auftreten der Demenz abhängt" (Luitgard, 2005: 126). Beide Ehefrauen meiner Praxis sprechen positiv von ihrer Ehe und teilen ständig Erinnerungen an Glück und Liebe. Deshalb gehe ich davon aus, dass die beide Paare vor der Demenz-Diagnose glücklich verheiratet waren.

3.1 Die Ehefrauen von Menschen mit Demenz in der späten Phase in der stationären Einrichtung

Der Mann vergisst aufgrund der Demenz, dass er verheiratet ist; und dazu führt die Krankheit, dass er seine Emotionen nicht mehr angemessen ausdrücken kann. Ich stelle mir diese Phase als das schmerzhafte Kapitel im Leben einer Frau eines Mannes mit Demenz vor. Der Partner ihres Lebens lebt noch, aber er ist nicht mehr der Mann, der sie geheiratet hat: seine Persönlichkeit veränderte sich so sehr, dass sie nicht mehr wiederzuerkennen ist.

"Besonders drastische Persönlichkeitsveränderungen des Patienten, deutlich in problembehafteten Verhaltensweisen, scheinen die „Boundary ambiguity" zu erhöhen" (Luitgard, 2005: 57). Dies bedeutet, dass die Veränderung so ausgeprägt ist, dass der Begriff der Familie Gegenstand von Spekulation ist: besonders in der Zeit, in der der demenzerkrankte Mann seine Ehefrau nicht mehr erkennt und somit die Rolle von Ehemann und Freund vergessen wurde. " (…) Pauline Boss defines boundary ambiguity as a state, resulting from either nonnormative or normative stressor events, in which family members are uncertain about who is in the family and who is out, or about who is performing which roles and tasks within the family system (Boss 1977, 1987, 2002)."[17] Das heißt, die Diagnose einer Demenz stellt ein Ereignis von familiären Stress dar, das drastische Veränderungen in der Beziehung, verursach. Die stressregulierende Fähigkeit des gesunden Partners ist somit ein entscheidender Faktor für die Aufrechthaltung der Grenzen der Familie (Luitgard, 2005).

Während Ehefrau 2 ihre Ehe sich nicht in Frage stellt; die Ehefrau 1, angesichts die geistige Leitungsfähigkeitsverschlechterung und Persönlichkeitsveränderungen des Ehemannes,

---

[17] https://www.encyclopedia.com/reference/encyclopedias-almanacs-transcripts-and-maps/boundary-ambiguity

fühle sich nicht mehr wirklich verheiratet. Die Ehefrau 1 sagt jedoch, dass sie sich nicht als Witwe fühle. Der Trauer um eine Beziehung, die durch die Demenzdiagnose verhindert wurde, ist es für sie bis der Tot ihres Mannes nicht möglich. Die Dauer dieser Trauer ist unbestimmt und wird deswegen auch als chronische Trauer („chronic sorrow") bezeichnet (Luitgard, 2005: 74). "Der Unterschied zwischen einem akuten Trauerprozess und chronischem seelischem Schmerz, der durch eine chronische Krankheit ausgelöst wird, liegt darin, dass die ständige Präsenz der Krankheit den Trauernden daran hindert, die Trauer durchzuarbeiten und abzuschließen (…)" (Luitgard, 2005: 74). Dies könnte dann bedeuten, dass Ehefrauen wahrscheinlich erst nach dem Tod ihres Partners trauern.

„Neben Störungen der emotionalen Nähe führt die Demenz auch dazu, dass der Gesunde Partner allein steht mit vielen Entscheidungen und mit der Verantwortung, die er sonst gemeinsam mit dem Gatten getragen hätte" (Luitgard, 2005: 52). Laut die Ehefrau 2, sind einige dieser Entscheidungen so schwierig, dass sie ihr eigenes Herz verletzen: insbesondere die Entscheidung, ihren Ehemann zu institutionalisieren. Wie jeder reagiert und mit dieser neuen Phase umgeht, hängt von unzähligen Faktoren ab; es ist jedoch gewiss, dass die pflegerische- und Betreuungsunterstützung[18] der Ehemann in der späten Phase der Demenz benötigt, in der häuslichen Umgebung nicht mehr möglich ist. Die Institutionalisierung in der häuslichen Umgebung ist deswegen, die beste Entscheidung.[19]

3.1.1 Umzug im Pflegeheim

Der Wunsch, nicht institutionalisiert zu werden, sollte, in meiner Meinung nach, sorgfältig diskutiert werden: da die häusliche Pflege bei der späten Phase der Demenz äußerst kompliziert ist. Die Haltung der Ehefrauen am Tag der Institutionalisierung ihres Mannes spiegelt einer Entscheidung, die einem das Herz verletzt: " (…) sie reagieren darauf mit Ängstlichkeit, Trauer, Wut oder Schuldgefühlen. Die Demenz konfrontiert sie auf einer existenziellen Ebene mit den Themen Tod, Einsamkeit, Freiheit und Sinn. An vorderster Stelle steht die Auseinandersetzung mit Verlust und Trauer, im Falle der Demenz ein chronischer Prozess ohne die Chance eines Abschlusses" (Luitgard, 2005: 126).

Im Verlauf der Demenz, wie schon erwähnt, benötigt der Kranker zunehmende Pflege und Aufmerksamkeit, was oft zu einer Überlastung der Angehörige führt. Nicht zu vernachlässigen ist die Schwierigkeit zu erkennen, wenn ein Umzug ins Pflegeheim sinnvoll oder notwendig ist (Schwarz, 2006: 2). Ich vermute, dass die Befürchtung, dass sich der Ehemann in einer

---

[18] Demenzkranke verlieren zunehmend ihre kognitiven und motorischen Fähigkeiten, was zu einem hohen Überlastungsgefühl in der Familie führt (Schulz et al., 2004).
[19] https://www.navigator-medizin.de/demenz_alzheimer/die-wichtigsten-fragen-und-antworten-zu-demenz/verlauf-und-prognose/374-wie-aeussert-sich-eine-demenz-im-fortgeschritteneren-stadium.html

stationären Einrichtung nicht wohl fühlen würde, führt dazu, dass die Entscheidung verschoben wird. Die Ehefrau 2 hat, nach einer kurzen Institutionalisierung, entschlossen ihren Ehemann wieder nach Hause zu nehmen: ich glaube, dass diese Entscheidung spiegelt ihre Zweifel an der Entscheidung, ihren Ehemann zu institutionalisieren.

„Die Trauer der gesunden Ehegatten (…) verwandelte sich in Frustration und Wut, wenn eine Heimaufnahme erfolgte. Für Mayer ist wesentlich, dass die Reaktion auf Verluste, welche die Ehegatten zeigen, mehr ist als das reine Gefühl der Trauer. Trauer war in ihrem Sample begleitet von Angst, Zukunftsangst, Ungeduld und Intoleranz, Wut, Verlust der Autonomie, Verlust der Interaktion mit dem Partner sowie Schlafproblemen und begrenzten Erholungs- und Kontaktmöglichkeiten" (Luitgard, 2005: 77). Um die nach der Heimaufnahme auftretenden Frustrationen und Schuldgefühle zu überwinden, halte ich es daher für entscheidend, dass die Ehefrauen die Demenz Verlauf kennen, verstehen und möglicherweise akzeptieren. Mit anderen Worten, verstehen dass alle Menschen mit Demenz trotz ihrer körperlichen und geistigen Verfassung, in ein angepasstes vertrautes und sicheres Milieu (bzw. Umgebung), glücklich sein können. Pflegekräfte sind oft die größte Hilfe, die diese Frauen für das Verständnis der Demenzentwicklung ihres Mannes haben.

3.1.2 Besuch im Pflegeheim

Was eine Ehefrau verspürt, wenn sie ihren demenzerkrankten Mann in der stationären Einrichtung besucht, ist für mich unbeschreiblich. Meiner Meinung nach ist der erste Besuch mit Schuldgefühlen, Herzweh und Zweifeln verbunden. In meiner Praxis habe ich festgestellt, dass sich die beiden Frauen verpflichtet fühlen, ihren Ehemännern so oft wie möglich zu besuchen. Viele Besuche dauern jedoch stundenlang, was es mir ermöglicht, die Ehefrauen zu beobachten: sie schildern oft Unsicherheit, da sie nicht wissen, wie sie mit dem Ehemann umgehen sollen. Die Rolle der Pflegekräfte spielt, meiner Meinung nach, eine zentrale Rolle, da sie die Unsicherheit des gesunden Partners lindern können: z.B. die Ehefrauen darauf hinweisen, dass es wertvoll ist, anwesend zu sein: um sicherzustellen, dass sich der Ehemann nicht verlassen fühlt; sie vorschlagen, an einigen Aktivitäten teilzunehmen: bei der Körperpflege oder bei der Nahrung Aufnahme; und die Ehefrau ermutigen, Aktivitäten mit ihrem Ehemann durchzuführen wie z.B. Zeitung vorlesen, gemeinsam vertraute Musikhören[20] oder eine Familie Foto Album blättern.

„Gerade in der ersten Zeit nach dem Einzug ins Pflegeheim kann es dem Kranken gut tun, wenn er durch häufige Besuche spürt, dass er trotz der veränderten Lebenssituation von

---

[20] „Da das Langzeitgedächtnis bei einer Demenz am längsten Erhalten bleibt, können auch Liedtexte und -melodien aus der Kinder- und Jugendzeit noch lange abgerufen werden." Quelle: https://www.pflege.de/krankheiten/demenz/beschaeftigung-spiele/

seinen Angehörigen nicht alleine gelassen wird. Andererseits lässt er sich möglicherweise dann auch weniger auf die neue Umgebung und die neuen sozialen Kontakte ein. Er orientiert sich nach wie vor nur an dem Angehörigen, der täglich vielleicht für mehrere Stunden zu Besuch kommt" (Schwarz, 2006: 10). Dies bedeutet, dass der Präsenz von der Ehefrau in den ersten Tagen der Institutionalisierung eine enorme Bedeutung erlangt: Gefühle der Geborgenheit und des Vertrauens werden betont. Die übertriebene Anwesenheit der Ehefrau kann jedoch dazu führen, dass sein Mann sich sozial isoliert, dass er sich in der neuen Umgebung unsicher fühlt, und sich in Gegenwart Pflegekräften bedroht fühlt. Daher halte ich es für äußerst wichtig, dass Pflegekräfte die Ehefrauen über die Vor- und Nachteile ihrer Besuche informieren und sie bei der Anpassung der Häufigkeit und Dauer ihrer Besuche unterstützen.

Wenn die Ehefrau der Demenzkranken zu dem Schluss kommt, dass die Wahl des Wohnortes für ihren Ehemann richtig war, werden sich meiner Ansicht nach, Gefühlen der Unsicherheit, Schuld und Frustration verringern. Die Qualität einer Pflegeeinrichtung für demenzkranke Menschen erfüllt, unter anderem, folgende Kriterien (Schwarz, 2006: 3): Mitarbeitern Toleranz im Umgang mit Demenzkranken (u.a. Verständnis, Respekt und Empathie Fähigkeit); Chance persönliche Möbel und Dinge aus ihrer vertrauten Umgebung mit in die Einrichtung zu bringen; ausreichende Aktivitäten unter Berücksichtigung der biografischen Präferenzen; die Pflegestation ist auf die Bedürfnisse von Menschen mit Demenz vorbereitet; qualifizierte Mitarbeiter mit gerontopsychiatrischer Weiterbildung, sowie regelmäßige Fortbildungen zum Umgang mit Demenzkranken für Mitarbeiter. Sich dieser Kriterien bewusst zu sein, ist für die Ehefrau genauso wichtig wie für die Pflegekräfte.

Es ist wichtig zu betonen, dass der Ehemann in der späten Phase der Demenz, " (…) hat bereits nach kurzer Zeit vergessen, dass er Besuch bekam und weiß nicht, wenn ein Besuch wiederkommen wird. So gesehen fällt die Entscheidung bei einem schwer verwirrten Menschen leichter: es ist nicht davon auszugehen, dass sich der Kranke auch bei häufigeren Besuchen weniger auf die neue Umgebung einlässt. Denner hat den Besuch schon nach kurzer Zeit vergessen" (Schwarz, 2006: 10). Dies bedeutet jedoch nicht, dass Besuche vergebens sind! Das emotionale Gedächtnis, bleibt trotz Demenz. Mit anderen Worten, der Mann mit Demenz in Gegenwart seiner Frau kann, im Falle einer glücklichen Ehe, immer noch Liebe und Empathie spüren. Erlebnisse, die mit starken Emotionen verbunden sind, bleiben im Gedächtnis hängen; immerhin, „Das Herz wird nicht Demenz" (Baer & Schotte-Lange, 2015).

„Für eine Entscheidung zur Häufigkeit und Dauer von Besuchen ist auch ausschlaggebend, wie ein demenzkranker Mensch konkret auf bestimmte Besuche reagiert" (Schwarz, 2006:

11). Die Beobachtung des Verhaltens des Bewohners während und nach dem Besuch ist von größter Bedeutung, um eine genaue Beratung der Ehefrau zu ermöglichen. Vorrangig ist es, das Wohlbefinden des Bewohners sowohl während als auch nach dem Besuch von der Angehörigen zu gewährleisten. "Oft spielt es sich im Laufe der Zeit ein, sodass der Kranke leichter damit umgehen kann, wenn der Besuch wieder weggeht. Günstig ist in jedem Fall, wenn der Angehörige der kranken Person beim Abschied vermittelt, dass er bald wieder zu Besuch kommt. Ebenso ist es günstig, wenn die kranke Person nach der Verabschiedung von Mitarbeitern in eine Aktivität einbezogen werden kann (z.B. Körperpflege, Essen)" (Schwarz, 2006). Daher ist es ratsam, die Angehörigen zu bitten, die Pflegekräfte zu benachrichtigen, wenn sie den Besuch beenden möchtet. Unmittelbar nach dem Besuch sollten Bemühungen unternommen werden, um den Bewohner nicht allein zu lassen, um Abschiedsschmerzen vorzubeugen.

4. Begleitung von Ehefrauen von Menschen mit Demenz in der späten Phase in der stationären Einrichtung

Nach meiner Erfahrung, werden häufig, in der stationären Pflege, Ehefrauen von demenzerkrankten Menschen, von Pflegekräfte unverstanden und unbeliebt. Aber, wie schon erwähnt, es ist von bedeutendster Wichtigkeit, das gute Verhältnis zwischen den Mitarbeitern und die Ehefrauen sicherzustellen: Pflegekräfte müssen verfügbar, vertrauenswürdig und zuversichtlich sein, um das Wohl ihren Bewohnern sowie ihrer Angehörigen zu gewährleisten.

Die Ehefrauen sollten über den Krankheitsverlauf und über erwartete klinische Komplikationen (z. B. Mangelernährung und Infektionen) informiert werden. Pflegekräfte sollten die Angehörigen auch über das Grundprinzip der Entscheidungsfindung informieren: handeln in Übereinstimmung mit den schriftlichen oder mündlichen Entscheidungen, die von Ehemännern geäußert wurden; und so vermeiden Behandlungen, die nicht den Wünschen des Ehemannes entsprechen. In Ermangelung klarer Leitlinien ist eine Beurteilung erforderlich, die sich nach den Vorstellungen des Patienten richtet oder auf dessen Wohl abstellt. In Ermangelung klarer Richtlinien sollte die Ehefrau überlegen, was sie für ihren Mann bevorzugen würde, und eine Entscheidung treffen, die auf dem Wohl ihres Mannes beruht.[21]

Die ersten Tage nach der Heimaufnahme können "sowohl für den Kranken als auch für den Angehörigen schwer zu überstehen sein" (Schwarz, 2006: 6). Abgesehen von der Konfrontation, dass sie von diesem Tag an, allein leben wird; glaube ich, dass der Umgang mit der Verantwortung für das Wohlergehen ihres Mannes einen enormen Druck auf sie ausübt. Ich halte es deswegen wertvoll, die Ehefrauen in die Planung des Tagestruktur ihrer

---

[21] http://medicinanet.com.br/conteudos/revisoes/6733/demencia_avancada.htm

Partner einzubeziehen und ihnen zu helfen, mit ihren Männern zu interagieren. Zu diesem Zweck finde ich das SMEI-Konzept unwiderlegbar interessant und aufschlussreich, da es die notwendigen Werkzeuge für den Interaktion mit Menschen mit Demenz in der späten Phase bietet.

4.1 Entwicklung einer positiven Tagesstruktur für der Ehemann

Ich denke, es ist entscheidend zu wissen, wie der Patient mit Demenz stationär behandelt werden möchte. Das Sammeln dieser Informationen ist zu diesem Zeitpunkt häufig nicht mehr möglich, da keine oder kaum verbale Kommunikation möglich ist. Es ist daher entschieden, dass der gewünschte Tagesstruktur im Frühstadium der Krankheit überlegt und geplant wird. Meiner Erfahrung nach, ist eine frühere Überarbeitung dieses Themas praktisch nicht vorhanden: die Ehefrauen können jedoch bei der Planung der Tagesstruktur ihrer Männer sehr hilfreich sein. Aufgrund dessen, sollte das Pflegepersonal die Sammlung dieser Information sicherstellen, um eine individuelle Betreuung zu gewährleisten, die den Präferenzen des Bewohners entspricht. Um das Sammeln dieser Informationen in meiner Praxis zu erleichtern, habe ich einen Tagesstruktur Fragebogen entwickelt (Anlage 1). Mit diesen Informationen halte ich es für möglich: die Nahrungsaufnahme zu verbessern: z. B. es gibt Menschen, die nichts essen mögen, wenn die die Zähne nicht geputzt haben; die Zufriedenheit zu steigern: möglicherweise beliebte Essen, sowie biografische Aktivitäten anbieten; Schlaf zu fördern: z. B es gibt Menschen, die ohne Socken nicht einschlafen können.

4.2 Das SMEI Konzept

SMEI (Udo Baer, 2017) ist die Abbreviation für Sensomotorische Erlebniszentrierte Interaktion und „(…) ermöglicht an Demenz Erkrankten Bewohnern, aller Stadien, eine Auseinandersetzung mit ihren Mitmenschen, Situationen und der Umwelt."[22] Das Konzept SMEI zielt darauf ab, Demenzkranke sensorisch anzuregen, eine bessere Interaktion mit der Umwelt zu fördern und die verbleibenden kognitiven Funktionen zu stimulieren.[23] "A estimulação sensorial quando bem direcionada traz benefícios a idosos com declínio cognitivo grave e/ou com demência, proporcionando respostas mais adequadas aos estímulos cotidianos, bem como, a manutenção das capacidades cognitivas residuais desses idosos, protelando assim as perdas esperadas, facilitando os cuidados prestados a essa população."[24]

---

22 https://www.seniorenzentrum-alte-stadtgaertnerei.de/assets/Uploads/pdf/Betreuungskonzept-87b.pdf
23 Dieses Konzept eignet sich auch für ältere Menschen, die beispielsweise an Depressionen, Kriegstraumata oder körperlichen Einschränkungen leiden (Baer, 2017: 11).
24 http://www.saude.sp.gov.br/resources/ipgg/resumosdetrabalhos-iv-simposio/iv_simposio_ipgg_resumo_43_-_a_importancia_da_estimulacao_sensorial_como_recurso_terapeutico_em_idosos_institucionalizados_com_declinio_cognitivo_grave.pdf

„SMEI ist ein Verfahren therapeutischer, pflegerischer und stärkend begleitender Hilfen für alte Menschen (…)" (Baer, 2017: 11): das Arbeiten nach dem SMEI Konzept kann in pflegerischen Handlungen und in der Betreuung in Gruppenarbeit und in Einzelbegleitung umgesetzt werden. Nicht nur Pflege- und Betreuungskräfte, sondern auch Angehörigen können dieses Konzept anwenden: dies ist der " (…) Grundlage für zahlreiche alltägliche Aktivitäten aus der Biografie- und Sinnesarbeit" (Baer, 2017:11).

In meiner Praxis beobachtete ich, dass die Kommunikation zwischen dem Ehepaar durch den Rückgang der verbalen Kommunikationsfähigkeiten des Mannes entsprechend behindert wird. Das SMEI Konzept zeigt eine andere Kommunikationsart, die durch die Anregung des Gedächtnisses der Sinne möglich ist.[25]

4.2.1 Die Grundhaltung

SMEI setzt eine Änderung des Verhaltens, der Einstellung gegenüber der Person mit Demenz voraus, und erwägt folgende fünf Leitsätzen (Baer & Lange, 2019: 97):

- **Würdigung der Würde**: voraussetzt dem Demenzerkrankter Beachtung zu schenken[26], d. h. Menschen zuzuhören und sie wahrzunehmen. Jeder Mensch hat eigener Wille und dieser soll gehört und respektiert werden: in der späten Phase der Demenz spielt die Beobachtung eine entscheidende Rolle bei der Interpretation des Willes der Demenzkranken. „Würde zu erweisen beinhaltet, sie als fühlende und leidende Menschen zu akzeptieren, ihre Not, ihre Gefühle, ihre Sinnsuche, Ihre Absichten und ihre Fähigkeiten anzunehmen"[27], mit anderen Worten, die Würdigung ihrer Willensäußerung muss geachtet und berücksichtigt werden.

Praxisbeispiel: wenn der Mann von Ehefrau 2 gepflegt werden musste, blieb sie im Zimmer. Es stellte sich jedoch heraus, dass der Ehemann in Gegenwart seiner Frau sehr aufgeregt wurde und fast unmöglich war, die Pflege durchzuführen. Die Pflegekräften baten die Ehefrau mehrfach, zum Zeitpunkt der Pflege abwesend zu sein: sie reagierte jedoch negativ auf die Bitte und blieb trotzdem im Zimmer. Das Verhältnis zwischen beiden Parteien ist zweifellos angespannt geworden. Hier ist es wichtig darauf hinzuweisen, dass die Ehefrau das Recht hat, anwesend zu sein, und ist daher empfehlungswert sie zu klären, warum ihre Abwesenheit für ihren Ehemann von Vorteil ist. Vielleicht ist für ihrer Ehemann peinlich, dass sie diesen intimen Moment miterlebt.

---

25 https://www.zukunftswerkstatt-tk.de/institut/institut-fuer-gerontopsychiatrie-igp/fachfortbildungen/kreativer-gerontotherapeutin-smei/
26 https://www.seniorenzentrum-alte-stadtgaertnerei.de/assets/Uploads/pdf/Betreuungskonzept-87b.pdf
27 https://www.soziale-innovationen.de/fileadmin/user_upload/infoblaetter/SMEI_web.pdf

- **Würdigung der Ressourcen**: Die Fähigkeiten, Potentialen und Ressourcen (z. B. Kommunikation und Interessen) eines Menschen mit Demenz müssen erkennt und gefördert werden, um die Eigenständigkeit des Erkrankten im Alltag so weit wie möglich zu erhalten: durch regelmäßige Wiederholung bekannter Tätigkeiten können diese länger erhalten bleiben. Demenzkranker sollten daher, alles was sie noch selbst erledigen können, selbst tun.

Praxisbeispiel: als der Mann von der Ehefrau 1 versuchte, ein Glas zu nehmen, nahm sie das Glas und gab es ihrem Mann zu trinken: laut ihrer eigenen Aussage, weil er das Glas oft fallen ließ. Oft reagiert sie angesichts der Unfähigkeit ihres Mannes unangemessene. Der Ehefrau 1 wurde von den Pflegekräften geraten, das Glas nicht von der Hand ihres Mannes zu nehmen, sondern ihn bei der Ausführung der Bewegung zu unterstützen. In Bezug auf die Bewegungseinschränkungen des Ehemanns wurde sie auch geraten, ihre Reaktion zu messen, da sich dieses Verhalten höchstwahrscheinlich negativ auf ihren Partner auswirken würde: schließlich tut er das nicht mit Absicht, sondern weil er es nicht besser kann. Die Pflegekräften begannen, auf die kontinuierliche Information dieser Frau hinzuarbeiten, damit sie den Verlauf der Demenz und die damit verbundenen Einschränkungen besser versteht.

- **Würdigung der Beziehung und Resonanz:** „Unter Resonanzen verstehen wir intensive Kontakte, in denen Wechselbeziehungen zwischen zwei Menschen entstehen (…)" (Baer und Schotte-Lange, 2019: 98), d. h., Beziehungen ermöglichen und fordern: nach Tom Kitwood braucht jeder Mensch sozial kontakt um sich Wohlbefinden, um sich als Person zu fühlen (Welling, 2004).

Praxisbeispiel: da beide Ehemänner der Ehefrauen meiner Praxis nicht in der Lage sind, von sich aus Beziehungen zu gestalten, es ist von äußerster Wichtigkeit, dass diesen geholten werden: z.B. Teilnahme an gemeinschaftlichen Aktivitäten, die ihm das Gefühl, gehört, verstanden und angenommen zu werden ermitteln, ermöglichen. Ich habe oft erlebt, wie die Pflegekräften auf die Bitte der Ehefrau 2, ihren Ehemann nach dem Mittagsschlaf in den Speisesaal zu begleiten, unzufrieden reagierten. Tatsächlich wurde ihr Mann an Tagen, an denen er aufgeregt war, in sein Zimmer begleitet, wo er den größten Teil des Nachmittags verbrachte: wodurch verlor er die Gelegenheit, an soziokulturellen Aktivitäten teilzunehmen. Meiner Meinung nach sollte diese Frau gehört werden: Sie erkennt, dass ihr Ehemann sozialen Kontakt braucht, und glaubt, dass Isolation sich niemals in einem verbesserten Verhalten ihres Mannes, niederschlagen. Ich finde dass es immer versucht werden soll, ihm wieder in das soziale Umfeld zu integrieren; im Falle von auffälligen Verhaltensweisen ist es dann ratsam, Einzelbetreuung durchzuführen.

- Würdigung des Erlebens: Demenz ist ein sehr komplexer Prozess., in dem sich das Erleben der Erkrankten verändert (Baer und Schotte-Lange, 2019): es ist die Stille des Geistes, es ist die Höhe der Stimme des Herzens: die aufgrund von Demenz anders erlebt ist. Um dieses Erleben zu verstehen und zu erreichen, es ist wichtig, den „neuen Ehemann" zu wiederkennen, sein Erleben und Äußerung (verbal oder nonverbal) zu beobachten, seine Wahrnehmung zu akzeptieren und das eigene Herz für diese neue Lernerfahrung von Gefühlen, Befinden und Stimmungen zu öffnen. In meiner Praxis wurde mir klar, dass Wahrnehmung auf der Interpretation der Realität durch die Menschen und nicht auf der Realität selbst basiert. Aus diesem Grund ist die Wahrnehmung der Welt für jeden von uns unterschiedlich. „Jede Wahrnehmung, jedes Erinnern, jedes Vergessen ist auch ein emotionales Geschehen" (Baer, 2017: 14). Die Wahrnehmung beschränkt sich nicht nur auf die Aufzeichnung von Sinnesinformationen, sondern ist viel mehr als das, da dies die Zuweisung von Bedeutungen impliziert: Bedeutung, die der Erfahrung eines jeden widerspricht (Monteiro et al, 2007). Meiner Meinung nach besteht die Lösung für eine signifikante Verbesserung der Beziehung zu Demenzkranken darin, zu verstehen, was die Menschen mit Demenz möglicherweise empfinden.

Praxisbeispiel: Der Ehemann von der Ehefrau 2 war nach jedem Besuch seiner Frau unruhig: der Zustand der Erregung des Bewohners kann mit dem Moment zusammenhängen, in dem er merkt, dass seine Frau geht. Immer wann die Frau gehen wollte, bat sie die Pflegekräften, ihren Mann ins Schlafzimmer zu begleiten: kurz danach wurde er aufgeregt. Meiner Meinung nach, verabschiedet sich der Ehemann nicht gern und deswegen, mag er nicht allein gelassen zu werden. Folgende Maßnahmen wurden in Betracht gezogen: das Bett im Schlafzimmer war so aufgestellt, dass er der Korridor sehen konnte; wenn er im Zimmer war wurde die Schlafzimmertür offengelassen; die Ehefrau wurde gebeten, die Pflegekräften diskret zu warnen, wenn sie gehen wollte, damit ihr Ehemann nicht allein gelassen würde. Es wurde festgestellt, dass, wenn das Radio eingeschaltet war, der ruhiger blieb.

- Würdigung der Sinnlichkeit: durch die Wahrnehmung kommt der Mensch mit der Welt in Kontakt, das heißt, dank der Wahrnehmung können wir ab seit kleiner, Farben, Formen, Texturen, Aromen erkennen, und wissen, wie man Kälte von Wärme unterscheidet: "Sinneserfahrungen sind die Brücke zwischen Menschen und Umwelt (...)" (Baer & Schotte-Lange, 2019: 99). Obwohl kognitiven Einschränkung jeder Mensch kann fühlen und spüren: es liegt an Pflegekräften und Angehörigen, die Wahrnehmung von Menschen mit Demenz zu verbessern. Zum Beispiel, " (...) bei Menschen mit Demenz ist es wichtig, Sinneserfahrungen bewusst zu suchen, einzusetzen und zu nutzen" (Baer, 2017: 15). Das Liebgedächtnis und die Kenntnis der Biografie des Demenzkranken spielen eine Schlüsselrolle: z. B durch Kenntnis von Interessen, individuelle angepasste Aktivitäten können angeboten werden.

Praxisbeispiel: Aufgrund des fortgeschrittenen Demenzzustands der Ehemänner beider Ehefrauen meiner Arbeit gab es nur wenige Aktivitäten, an denen sie teilnahmen. Um dies zu vermeiden, wurden die Betreuungskräften gebeten, sensorische Stimulationsaktivitäten durchzuführen, d. H. durch visuelles, akustisches, taktiles, geschmackliches, olfaktorisches und propriozeptives Reizen, die kognitiven Fähigkeiten des Bewohners zu stimulieren. Um negative Erinnerungen zu vermeiden, wurden biografische Informationen berücksichtigen und die Ehefrauen wurden gebeten: 1) Fotos von positiven biografischen Momenten mitzubringen: möglichst chronologisch geordnet; und wurden darum gebeten, den Partnern zu erklären wer auf den Fotos erscheint, was sie dort gemacht haben, wie alt sie waren…; 2) Musik-CDs, die ihre Männern gern gehört haben, mitzubringen; 3) wenn es möglich und vorhanden, Videos von alten glücklichen Momenten den zu zeigen. Die Betreuungskräften bauten gemeinsam mit den Bewohnern eine Sensorische Wand.

5. Reflexion

Die vorliegende Arbeit hat mir gezeigt, dass Menschen mit Demenz Schwierigkeiten haben, auf Erinnerungen zuzugreifen. Dies bedeutet jedoch nicht, dass Erinnerungen verloren gegangen sind. Sinnesreize können Menschen mit Demenz helfen, einige dieser Erinnerungen wiederherzustellen. Dies weckte mein Interesse an der Kenntnis möglicher Maßnahmen zu deren Stimulierung und so beschloss ich, mein Wissen über SMEI Konzept zu vertiefen. Dieses Konzept hat mir geholfen, die späte Phase der Demenz besser geholfen, besser zu verstehen: eine Phase, die nicht nur mit Verlust und drastischen Veränderungen einhergeht, sondern auch mit Lernen, Wachstum und Liebe. Die Umsetzung von SMEI Konzept hat gezeigt, dass die Hilfe von Frauen für die individualisierte Anpassung der Intervention unter Berücksichtigung der individuellen Bedürfnisse und Merkmale der Demenzkranken unabdingbar ist.

Ich stellte auch fest, dass sich die Beziehung zwischen Pflegekräften und die Ehefrauen meiner Praxis, erheblich verbessert hat: Pflegekräften haben eine verständnisvollere Haltung gegenüber den Ehefrauen gezeigt. Beiden Parteien zeigten Neugierde, um besser zu verstehen, wie Menschen mit Demenz die Welt erleben.

Mit der Entwicklung dieser Arbeit habe ich mein Hauptziel erreicht: Frauen mit Menschen in der späten Phase der Demenz in der stationären Einrichtung, besser zu verstehen und zu unterstützen. Angehörigen sind Teil der Biografie der demenzerkrankten Menschen und teilen somit viel wissen; meiner Meinung nach, sie sollten daher als eine Einheit angesehen werden, nicht als zwei getrennte Individuen.

Ich kam zu dem Schluss, dass Frauen eine große Bereicherung sein können: sie sind von grundlegender Bedeutung für die Planung eines Tagesstruktur der die biografischen Präferenzen von Demenzkranken berücksichtigt; und somit zu einer exponentiellen Verbesserung der Versorgungsqualität aus Sicht des Bewohners beiträgt.

In dem Buch "SMEI in sozialer Unterstützung und Therapie", rät der Autor Udo Bär (2017) Pflegekräften, die in sozialen Dienst in der Altenhilfe arbeiten, Demenzerkranken eine SMEI-Diagnostik zu stellen. Die Umsetzung der SMEI-Diagnostik war noch nicht möglich: Ich möchte jedoch die Vorschläge für Diagnostische Arbeitsblätter (Anlage 2) für meine Praxis anpassen und verwenden.

Nachhaltig beeindruckt hat mich, die Neugier der Pflegekräften auf dieses Thema sowie ihre spürbaren Einstellungsänderungen bei den Bewohnern und ihren Familien. Sie arbeiteten als Team, um die Qualität der Versorgung zu verbessern, und hielten es für wertvoll, eine SMEI-Diagnostik für jede Bewohner durchzuführen.

Mit der bestehenden Arbeit habe ich Strategien zusammengestellt, die mein Verständnis von dem Verlauf der Demenz verbessert; und meine Empathie für Demenzerkrankten und ihre Angehörigen stärken. Ich habe erfahren, dass die Beziehung zwischen Familienmitgliedern und Pflegekräften von grundlegender Bedeutung ist, um die Qualität der Versorgung in Einrichtungen der stationären Pflege zu verbessern; und bin zu dem Schluss gekommen, dass das permanente Bewusstsein, und die Fortbildung von Pflegekräften von zentraler Bedeutung sind.

Literatur

Bücher

Baer, U., & Schotte-Lange, G. (2013) Das Herz wird nicht dement: [Rat für Pflegende und Angehörige]. Weinheim, Beltz.

Baer, Udo (2017) Edition Alter & Würde Band 3, SMEI in sozialer Begleitung und Therapie.

Luitgard, Franke (2005) Demenz in der Ehe: über die verwirrende Gleichzeitigkeit von Ehe- und Pflegebeziehung in der psychosozialen Beratung für Ehepartner Demenzkranker.

Monteiro, Manuela Matos & Ferreira, Pedro Tavares (2007) Ser Humano – 2ª parte Psicologia B 12º ano. Porto Editora, Porto.

Stahl, Stefanie (2015) "Das Kind in dir muss Heimat finden: Der Schlüssel zur Lösung (fast) aller Probleme".

Internet

Appelt A. (1926). Sprachstörungen. In: Wexberg E. (eds) Handbuch der Individualpsychologie. Springer, Berlin, Heidelberg. Abgerufen 01.01.2019 11:29 Uhr von https://link.springer.com/chapter/10.1007/978-3-642-50692-5_19

Bannert, Andrea & Felchner, Carola (2018, 9 Oktober). Inkontinenz. Abgerufen 01.01.2019 11:33 Uhr von https://www.netdoktor.de/symptome/inkontinenz/

Fuchs, T. & Russel, R. & Schläfke, U. & Graf-Pointner, S. (2016). A conversation about *Leibgedächtnis* (body memory). Feldenkrais Research Journal, Volume 5. Abgerufen 28.11.2019 14:50 Uhr von http://iffresearchjournal.org/system/files/FRJ-5-Fuchs-et-al-160623.pdf

Fuchs, Thomas (2009, 16 Februar). Vortrag: Leibgedächtnis und Lebensgeschichte. Existenzanalyse. Abgerufen 28.11.2019 14:30 Uhr von https://www.academia.edu/16929992/Leibged%C3%A4chtnis_und_Lebensgeschichte

Fuchs, Thomas (2018). Leiblichkeit und personale Identität in der Demenz. Deutsche Zeitschrift für Philosophie. Abgerufen 28.11.2019 15:05 Uhr von https://www.researchgate.net/publication/323934226_Leiblichkeit_und_personale_Identitat_in_der_Demenz

Schiefer, Sidney-Marie (2017, 09 November). Demenz-Verlauf: Das sind die drei Stadien des Nervensterbens. Abgerufen 14.12.2019 12:45 Uhr von https://www.focus.de/gesundheit/praxistipps/demenz-verlauf-das-sind-die-drei-stadien-des-nervensterbens_id_6644911.html

Schulz, Richard & Belle, Steven & Czaja, Sara & McGinnis, Kathleen & Stevens, Alan & Zhang, Song (2004, September). Long-term Care Placement of Dementia Patients and Caregiver Health and Well-being. JAMA: the journal of the American Medical Association. 292 (8). Abgerufen 29.12.2019 18:33 Uhr von https://www.researchgate.net/publication/8384498_Long-term_Care_Placement_of_Dementia_Patients_and_Caregiver_Health_and_Well-being

Schwarz, G. (2006, November) Wann ist der richtige Zeitpunkt für einen demenzkranken Menschen zum Umzug ins Pflegeheim? Tipps und Anregungen. Alzheimer Beratung der Evangelischen Gesellschaft Stuttgart. Abgerufen 01.01.2020 12:43 Uhr von https://www.eva-stuttgart.de/fileadmin/Redaktion/2_unsere_angebote/im_alter/alzheimer_beratung/Umzug_ins_Pflegeheim.pdf

Shacter, Daniel L. (1987). Critical Review. Implicit Memory: History and Current Status. Journal of Experimental Psychology: Learning, Memory and Cognition. Vol. 13, No. 3, 501-518. Abgerufen 29.12.2019 17:46 Uhr von https://web.archive.org/web/20090219223230/http://pages.pomona.edu/~rt004747/lgcs11read/Schacter87.pdf

Welling, Karin (2004). Der Person-zentrierte Ansatz von Tom Kitwood – ein bedeutender Bezugsrahmen für die Pflege von Menschen mit Demenz. Abgerufen, 03.01.2010 12:35 Uhr von http://prodos-verlag.de/pdf/personzentrierung_kitwood_0070.pdf

http://medicinanet.com.br/conteudos/revisoes/6733/demencia_avancada.htm [30.12.2019 19:40 Uhr]

http://www.klinikum.uni-muenchen.de/Klinik-und-Poliklinik-fuer-Palliativmedizin/download/de/aktuelles/Fortgeschrittene-Demenz-und-Lebensende.pdf [14.12.2019 14:00 Uhr Seite 5]

http://www.saude.sp.gov.br/resources/ipgg/resumosdetrabalhos-iv-simposio/iv_simposio_ipgg_resumo_43_-_a_importancia_da_estimulacao_sensorial_como_recurso_terapeutico_em_idosos_institucionalizados_com_declinio_cognitivo_grave.pdf [27.12.2019 18:48 Uhr] http://www.traumacenter.org/products/pdf_files/memory_SMART_Warner.pdf   [29.11.2019 15:25 Uhr Seite 40]

https://demenz.behandeln.de/demenz-ursachen.html [14.12.2019 11:39 Uhr]

https://demenz.behandeln.de/demenz-verlauf.html [14.12.2019 12:00 Uhr]

https://flexikon.doccheck.com/de/Muskelverspannung [01.01.2019 11:36 Uhr]

https://ptmedbook.com/estagios-da-demencia-como-a-doenca-muda-com-o-tempo/ [13.12.2019 10:06 Uhr]

https://ptmedbook.com/estagios-da-demencia-como-a-doenca-muda-com-o-tempo/ [14.12.2019 12:30 Uhr]

https://www.alzheimer.de/alzheimer/alzheimer.html [01.01.2019 10:52 Uhr]

https://www.encyclopedia.com/reference/encyclopedias-almanacs-transcripts-and-maps/boundary-ambiguity [30.10.2019 15:10 Uhr]

https://www.icd-code.de/icd/code/F00.-*.html [14.10.2019 11:00 Uhr]

https://www.icd-code.de/icd/code/F00-F09.html [14.12.2019 10:55 Uhr]

https://www.icd-code.de/icd/code/F01.-.html [14.12.2019 11:02 Uhr]

https://www.icd-code.de/icd/code/F02.-*.html [14.12.2019 11:05 Uhr]

https://www.icd-code.de/icd/code/F03.html [14.12.2019 11:08 Uhr]

https://www.navigator-medizin.de/demenz_alzheimer/die-wichtigsten-fragen-und-antworten-zu-demenz/verlauf-und-prognose/374-wie-aeussert-sich-eine-demenz-im-fortgeschritteneren-stadium.html [17.12.2019 21:58 Uhr]

https://www.pflege.de/krankheiten/demenz/beschaeftigung-spiele/ [30.12.2019 19:00 Uhr]

https://www.seniorenzentrum-alte-stadtgaertnerei.de/assets/Uploads/pdf/Betreuungskonzept-87b.pdf [27.12.2019 19:05 Uhr]

https://www.soziale-innovationen.de/fileadmin/user_upload/infoblaetter/SMEI_web.pdf [27.12.2019 20:21 Uhr]

https://www.zukunftswerkstatt-tk.de/institut/institut-fuer-gerontopsychiatrie-
igp/fachfortbildungen/kreativer-gerontotherapeutin-smei/ [27.12.2019 19:17 Uhr]

BEI GRIN MACHT SICH IHR WISSEN BEZAHLT

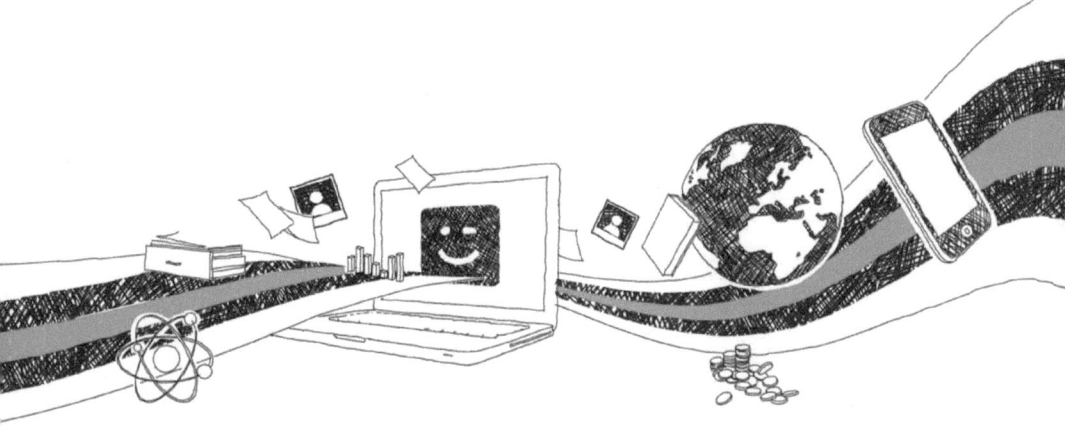

- Wir veröffentlichen Ihre Hausarbeit,
  Bachelor- und Masterarbeit

- Ihr eigenes eBook und Buch -
  wellweit in allen wichtigen Shops

- Verdienen Sie an jedem Verkauf

**Jetzt bei www.GRIN.com hochladen
und kostenlos publizieren**

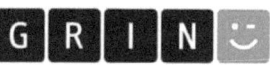